Simona Molino

Yoga per giovani Anime

28 esercizi illustrati per la crescita armonica dei bambini e dei ragazzi

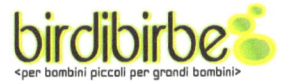

birdibirbe

Yoga per giovani Anime

28 esercizi illustrati per la crescita armonica dei bambini e dei ragazzi

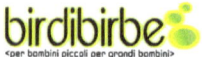

Autore Simona Molino
Illustrazioni di Simona Molino

ISBN-13: 978-1511907675
ISBN-10: 1511907673

Il libro ha esclusivamente scopo informativo e non sostituisce nessun trattamentomedico o psicologico

Le illustrazioni sono a carattere puramente indicativo.

Il lettore utilizzando le indicazioni assume piena responsabilità delle proprie scelte, consapevole dei rischi connessi a qualsiasi forma di esercizio.

Benvenuto a praticare lo Yoga!
questo libro è proprio per te!

Prima di iniziare, leggi o fatti leggere da un adulto questa pagina: Lo Yoga ti farà diventre migliore nel corpo e nella mente.

Lo sapevi che hai un Maestro dentro di te? Si!!!
E come puoi trovare questo Maestro?
"Sintonizzandoti "con la tua parte interiore e mettendoti in ascolto del tuo corpo e del tuo pensiero.

Puoi praticare lo Yoga dovunque, in casa all'aria aperta, in spiaggia,in montagna, nel prato...

Puoi praticare lo Yoga quando vuoi: alcuni esercizi ti aiuteranno a trovare le Energie nel mattino, altri ti aiuteranno a riposare meglio durante la notte, altri a rilassarti quando sei arrabbiato o stanco.

Quando vuoi praticare lo Yoga cerca un posto tranquillo dove ti puoi concetrare e rilassare.

Respira sempre: inizia con respiri profondi e ascoltali.
Vai all'avventura!
Chiudi gli occhi durante gli esercizi, guarda dentro di te e cerca di vedere quello che stai cercando.

Alla fine delle pratiche riposati nella posizione "Savasana", copriti con una copertina, lo Yoga continua lavorare in te.

Con lo Yoga ti divertirai diventando più forte e sereno.

Ti accorgerai di essere più concentrato a scuola e nello studio e meno stanco alla fine della giornata. Se sei con amici praticalo con loro!

Bene! ora inizia!
Buona Pratica.

Consigli e suggerimenti a genitori e insegnati

Grazie a voi genitori e insegnanti che vi approcciate allo Yoga per dare beneficio ai vostri ragazzi!

La pratica dello Yoga per bambini e ragazzi in questi ultimi anni si è sempre più diffusa come strumento utile per aiutare le giovani Anime nei loro anni di formazione e crescita, aumentando la loro consapevolezza, costruendo la loro autostima e fortificando il loro corpo e la loro mente.

La pratica dello Yoga-gioco, è sempre più utilizzata in contesti formativi, nelle scuole, nelle comunità, nelle palestre, ma non solo: i genitori stessi possono essere i primi insegnanti della pratica Yogica nella loro casa praticando con i propri figlioli.

Il corpo è fatto per lo Yoga.

Le posture dello Yoga e gli angoli che si formano, creano pressioni che stimolano il corpo e la mente, permettendo il cambiamento per diventare Anime più sane e felici.

Alcuni suggerimenti:

- Quando i bimbi non sono ancora in grado di leggere da soli, leggete voi per loro lentamente e con tono espressivo.

- Incoraggiate i bambini a inspirare e espirare attraverso il naso

- Dopo ogni esercizio anche se non indicato, lasciate loro mezzo minuto per riposarsi stesi a terra.

- Utilizzate un tappetino morbido o dei grandi cuscini per gli esercizi e tenete sempre a disposizione una coperta per le pratiche di Rilassamento.

- Incoraggiate i vostri ragazzi a chiudere gli occhi, quando possibile, per favorirli nella concentrazione.

- Rispettate i tempi di esecuzione indicati.
- Per Anime di cinque - sei anni praticate per un massimo di quindici minuti per sessione.

- Per Anime dai sette ai dodici anni estendete il tempo di pratica a venticinque minuti.

- Guardate nel libro le immagini delle posizioni: vi aiutaranno

4

- a capire meglio le spiegazioni del testo.
- Siate creativi e allegri nella pratica. Rispettate i loro tempi di esecuzione invogliandoli a provare e sostenendoli nelle pratiche più acrobatiche...
- Quando praticate la Meditazione soprattutto per i più piccini, lasciate che portino sul tappeto un loro pupazzetto.
- Per i più grandi un dolcetto per finire...
- Il momento dello Yoga dovrà essere un piacevole rituale tutto da scoprire e rinterpretare ogni volta con loro! E' importante che le giovani Anime accolgano l'appuntamento con la pratica come un divertimento e una gioia del Cuore!

Grazie ancora e buona vita a tutti.
              Namastè.

Yoga per giovani Anime

INDICE DEGLI ESERCIZI

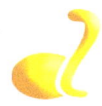

Posizioni per il mal di testa, occhi e costipazione del naso

Il Naso del clown

Occhi splendenti

Testa rotante

Il respiro del Nord

Posizioni per Rilassare e Bilanciare

Il Terremoto

Scrollare le spalle

La Foglia piegata

Il riposino del Buddha

A occhi chiusi il cielo stellato

Posizioni Energetiche

La Montagna

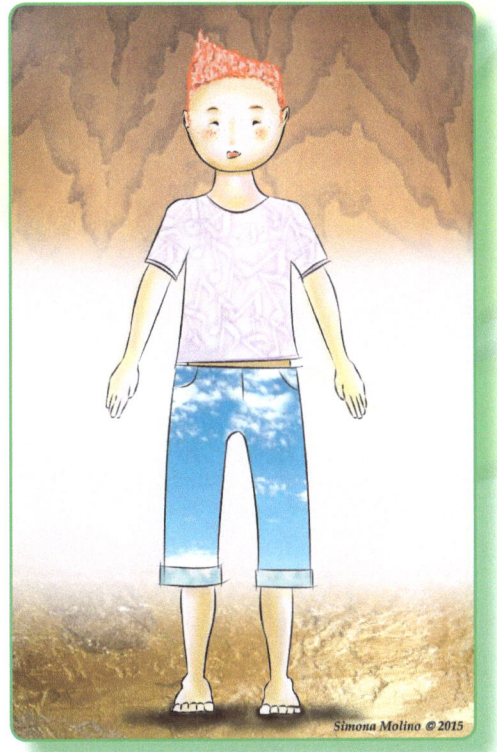

Simona Molino © 2015

- in piedi, con le gambe divaricate quanto la larghezza delle spalle, tieni le braccia lungo il busto leggermente lontane dal corpo, le spalle sono rilassate, le dita delle mani unite in direzione della terra

- senti i piedi ben ancorati al terreno?
- inspira e porta il respiro dal naso giù, giù, fino ai piedi; poi espira lentamente svuotando bene i polmoni

- ripeti almeno cinque volte.

Con questa pratica, come la "Montagna", anche tu diventerai un punto di congiunzione tra Cielo e Terra. Questa posizione è una posizione di "partenza" per le altre pratiche, allinea l'Energia e stabilizza tutte le funzioni del tuo corpo.

L'Uomo più forte del Mondo

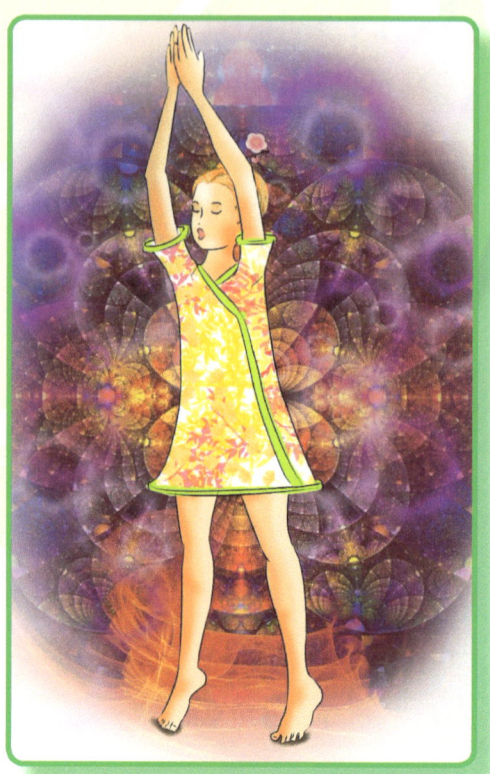

- in piedi con le mani lungo i fianchi e i piedi leggermente aperti
- respira a fondo e alzati sulla punta dei piedi; porta le tue braccia tese sopra la testa unendo i palmi
- mantieni questa posizione e conta fino a cinque, per aiutarti guarda diritto davanti a te un oggetto fermo.
- con un piccolo respiro abbassa lentamente le braccia e riporta i talloni a terra
- ritorna nella posizione di partenza

Questo esercizio rafforza la tua Energia e determina l'equilibrio.

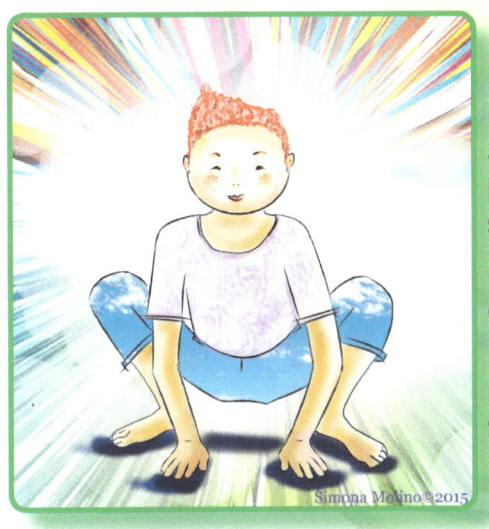

La Rana
Salterina

• piegati sulle gambe con i piedi leggermente aperti e i talloni sollevati da terra

• i palmi delle mani sono a terra davanti a te, le dita allargate

• inspira e stendi le gambe portando la testa vicino alle tue ginocchia tenendo le mani sul pavimento

• espira e ritona nella posizione di partenza

• ripeti l'esercizio della rana almeno dieci volte

• sei pronto adesso? Spicca un salto in aria come un ranocchio nello stagno e ritorna nella posizione di partenza.

Questa posizione aiuta l'Energia della parte superiore del tuo corpo a circolare meglio. Fa' molto bene a occhi, cuore e sistema linfatico.

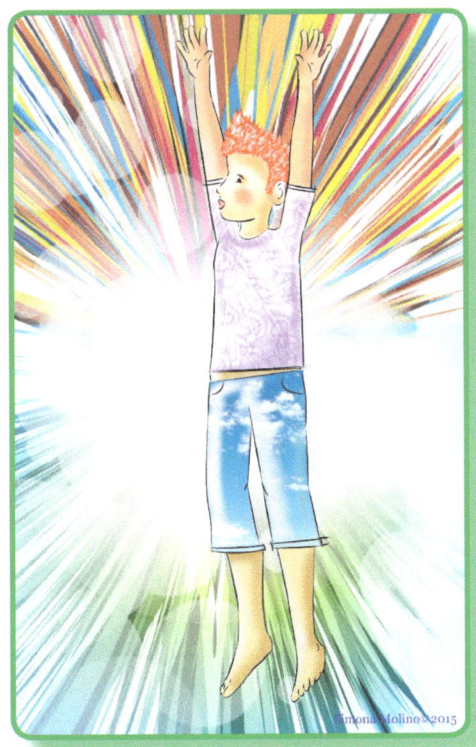

L'Arciere coraggioso

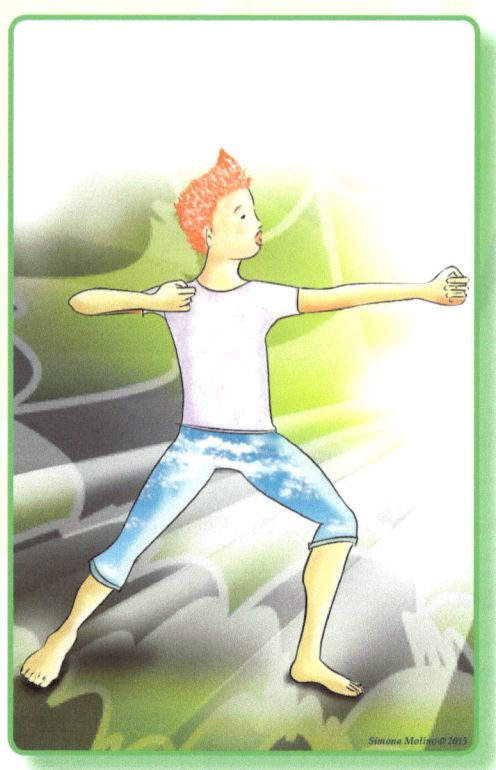

- in piedi, con i piedi diritti e ben puntati, porta il tuo piede sinistro dietro, leggermente aperto
- porta tuo il peso sulla gamba in avanti, prendi il tuo arco e tendilo portando il braccio destro indietro all'altezza delle spalle; tendi il sinistro in avanti stringendo l'arco
- concentrati sul bersaglio davanti a te e affonda nella gamba davanti
- inspira e scocca la freccia
- espira
- ripeti la stessa sequenza con l'altra lato del corpo.

Questo esercizio aiuta a rafforzare il tuo coraggio e la tua concentrazione.

Il Leone che ruggisce

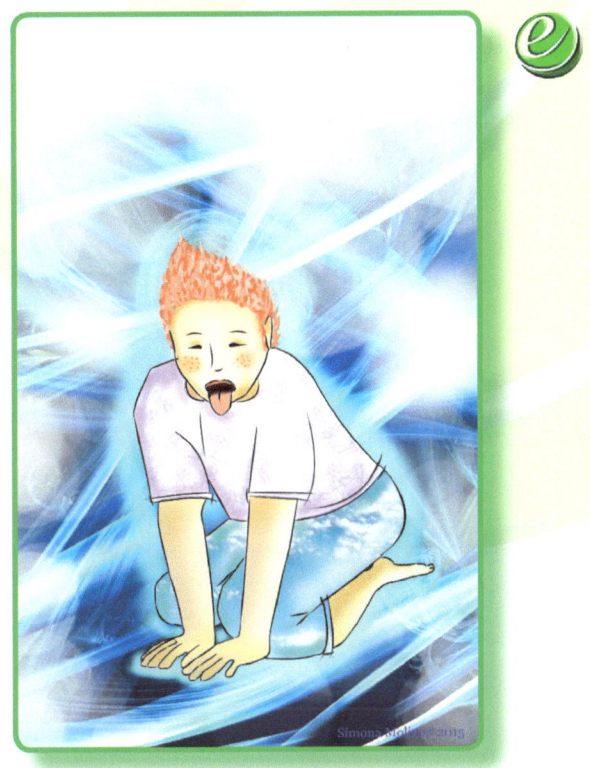

- siediti sui talloni e metti i palmi delle mani sul pavimento davanti a te
- inclinati in avanti e stringi le spalle verso le orecchie
- tieni gli occhi aperti e guarda davanti a te
- spalanca la bocca e tira fuori la lingua più che puoi
- inspira e fai delle fusa leggere, leggere; espira e continua a fare le fusa
- continua! Senti di essere coraggioso come un leone? GRRRR...

Questo esercizio serve per rinforzare l'Energia nelle spalle e nella gola.

Il Toro sbuffante

- siediti a gambe incrociate e metti le mani sulle ginocchia

- lentamente inspira attraverso il naso e intanto butta fuori la tua pancia

- rapidamente espira attraverso il naso e fai rientrare la tua pancia

- ogni volta che inspiri conta fino a tre

- ogni volta che espiri conta fino a tre

- esegui questo esercizio per dieci volte, riposati, poi eseguilo altre dieci volte

- riposati

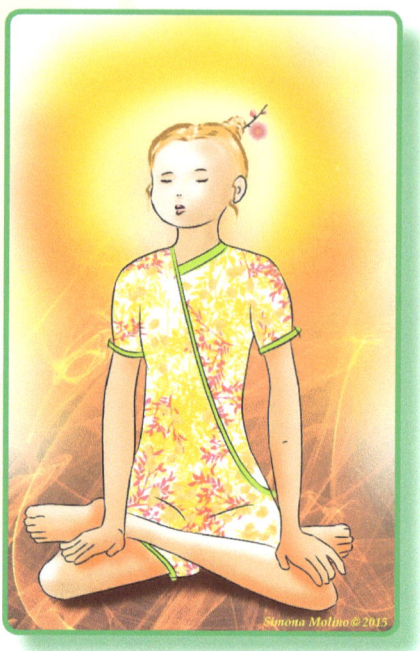

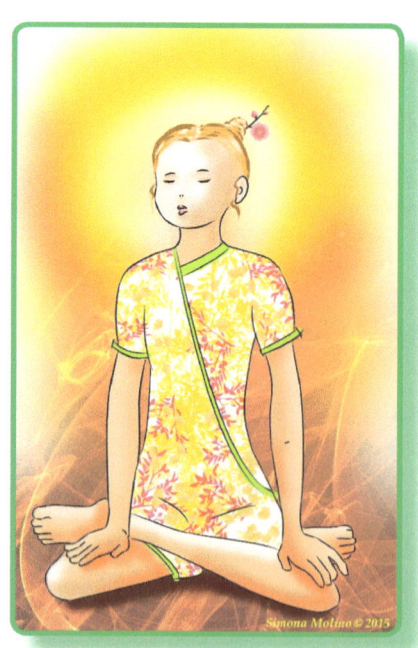

Questo esercizio serve per rafforzare e tenere puliti i tuoi polmoni, tiene pulito il naso carica la tua Energia e ti aiuta a pensare meglio

La pratica è utile per i bambini che stentano a soffiarsi il naso e per quelli che spesso accumulano muco nel naso e nei polmoni.

14

La Candela sfavillante

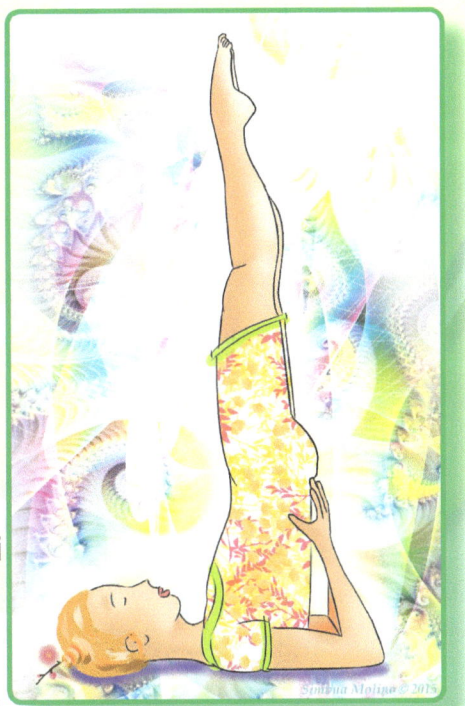

- stenditi sulla schiena con i palmi della mani a terra vicino ai tuoi fianchi

- assicurati che la tua testa, le ginocchia e la schiena stiano su una copertina morbida

- porta in alto le gambe
- spingi forte con le mani sul pavimento e alza le tue anche

- metti le mani contro la parte bassa della schiena e mantieni la posizione

- porta il tuo mento nel mezzo del tuo petto e cerca di mantenere le tue gambe diritte in alto

- conta fino a trenta, inspira e espira
- lentamente porta le tue ginocchia sulla tua fronte
- porta le tua mani sul pavimento e piano, piano riporta a terra schiena e gambe

- mantieni la posizione e lascia che il tuo corpo si fermi. Riporta le palme in alto

- inizia a fare questo esercizio una volta alla settimana contando fino a trenta

- aggiungi dieci ogni volta fino ad arrivare a sessanta. Fermati per due settimane a sessanta e poi aggiungi dieci ogni volta fino ad arrivare a due minuti. A questo punto pratica tutti i giorni questo esercizio.

Questo esercizio consente a tutta l'Energia di scorrere nella colonna vertebrale e rilassa le tensioni della schiena. Potete aiutare i vostri ragazzi a mantenere l'equilibrio durante l'esercizio.

l'Aratro

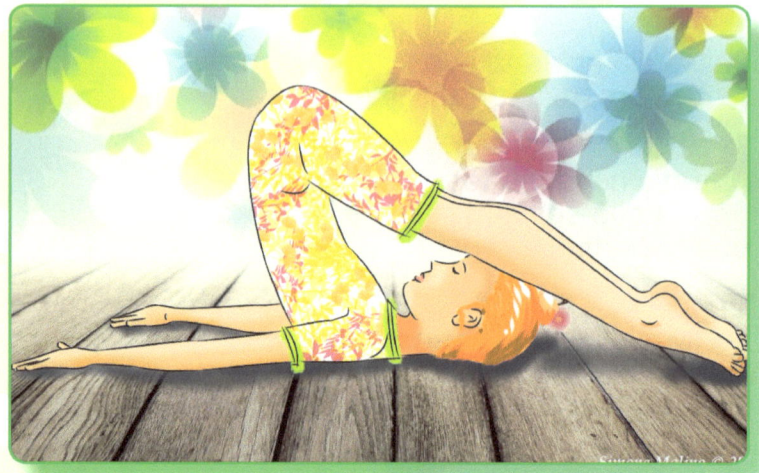

- dalla posizione della Candela porta le tue gambe in basso e dietro la tua schiena
- metti le mani sui tuoi fianchi se ne hai bisogno o mantienile a terra
- respira e rilassati in questa posizione per un minuto
- se i tuoi piedi non toccano terra, aiutati con una parete, dietro di te
- porta indietro le gambe fino a quando i piedi toccano la parete
- respira e rilassati
- ora puoi portare i piedi a terra
- quando ti senti pronto, riporta molto lentamente la tua schiena sul pavimento

Questo esercizio aiuta a rafforzare la tua Energia e rilassa la muscolatura della tua schiena.

Posizioni per l'Equilibrio, la Circolazione e il Rafforzamento

La Ruota

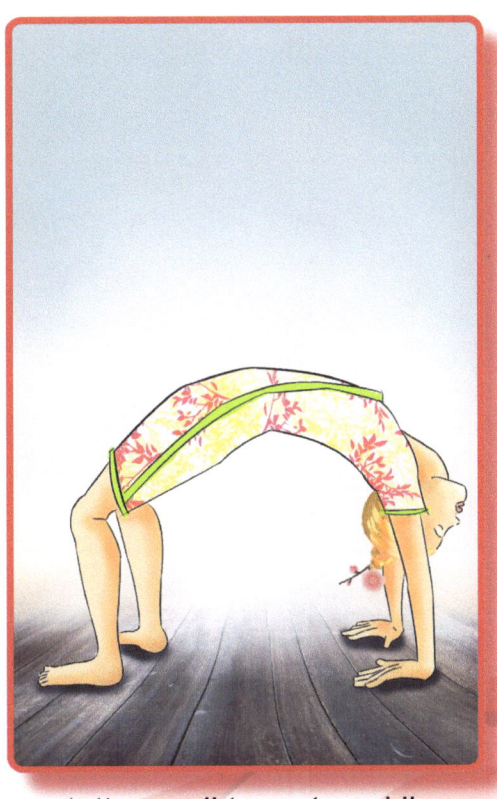

- distenditi sulla schiena

- piega le ginocchia e porta le caviglie vicino alle natiche

- prendi le caviglie con le mani e solleva il bacino a formare un semi arco con il corpo. Mantieni le piante dei piedi bene fisse sul pavimento
- porta le mani sotto le spalle, con i palmi verso il basso e le dita rivolte verso i piedi

- fai forza sulle palme delle mani e solleva il busto e la testa in modo da formare un arco con il corpo, come una ruota

- respira in questa posizione contando sessanta lentamente, riporta il busto a contatto con il tappeto poi il bacino e distendi le gambe

- riposati disteso per qualche minuto

Questa pratica serve per rilassare la parte bassa della tua schiena. Consente all'Energia di fluire attraverso la spina dorsale e rafforza l'equilibrio. Aiutate i vostri bimbi durante l'eserzio quando sono nella posizione di estensione.

La Campanella

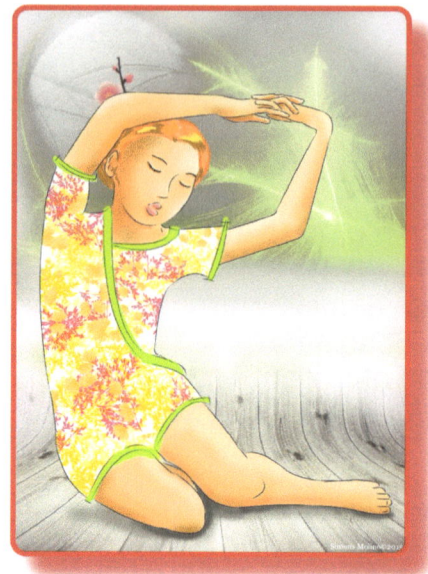

- mettiti in ginocchio e porta le tue braccia sopra la testa
- incrociando le dita delle mani
- siediti a destra dei tuoi piedi
- mantieni la posizione e conta fino a due, spostati dall'altro lato e conta fino a due
- quando ti sposti mantieni la tua schiena diritta e usa i tuoi muscoli per spostarti
- se ti sposti a destra porta le braccia sinistra
- se ti sposti a sinistra sposta le braccia destra
- immagina di essere una campanella che suona e segue il tempo...puoi aiutarti con una musica in sottofondo
- ripeti l'esercizio cinque volte per lato
- riportati al centro sopra ai tuoi piedi e porta le braccia ai lati del corpo
- riposati

Questo esercizio è utile per rafforzare i muscoli della schiena e rende flessibili le tue gambe.

L'Albero

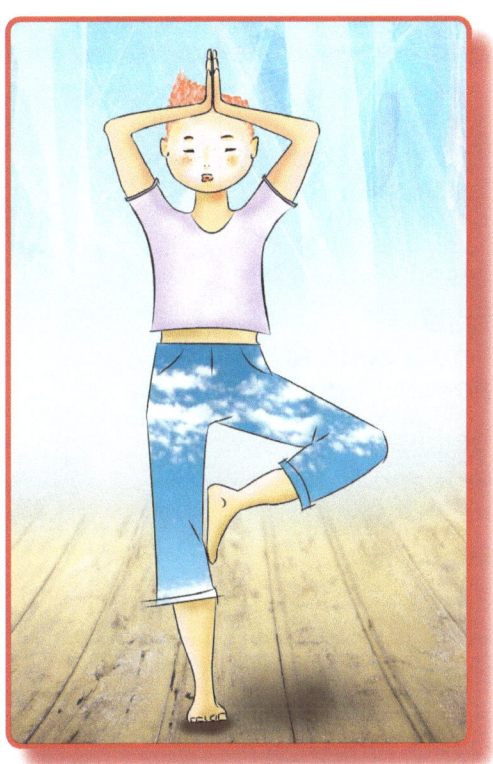

- in piedi nella posizione della Montagna
- mettiti su una gamba sola e porta il tallone dell'altra all'altezza del ginocchio all'esterno o se sei più comodo sul ginocchio. Devi comporre con le tue gambe un triangolo.
- porta le braccia in alto sopra la testa. Le mani unite palma con palma.
- cerca l'equilibrio e tieni gli occhi aperti: cerca con lo sguardo un punto lontano e fissalo
- inspira ed espira, conta fino a dieci
- poi riporta le mani lungo i fianchi e la gamba a terra
- ripeti dall'altra parte
- riposati nella posizione della Montagna

Questa posizione favorisce l'equilibrio della colonna vertebrale.

Arco di Energia

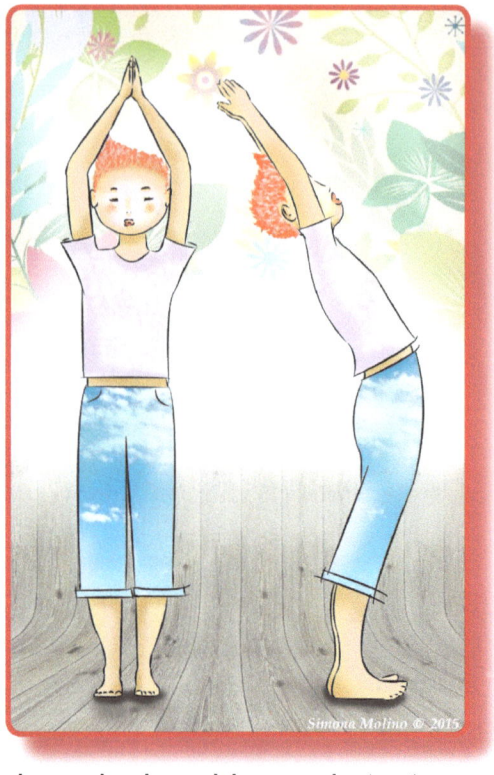

- inspira
- dalla posizione della Montagna alza le braccia lentamente espirando

- portale dietro la tua testa tenendole stese

- innarca la schiena lentamente fino a quando riesci a mantenere l'equilibrio

- la testa segue la schiena
- gli occhi guaradano le tue mani

- fletti leggermente le ginocchia

- mantieni la posizione per qualche secondo

- inspira e lentamente riporta le braccia, la schiena e la testa nella posizione di partenza

- rimani qualche respiro poi ripeti per cinque volte
- Quando pratichi questa posizione immagina di essere come un giungo che si flette nel vento.

Questa pratica aiuta a stabilizzare l'equilibrio. Espande l'addome e favorisce la digestione, fortifica i muscoli della schiena, apre i polmoni.

L'Orso che cammina

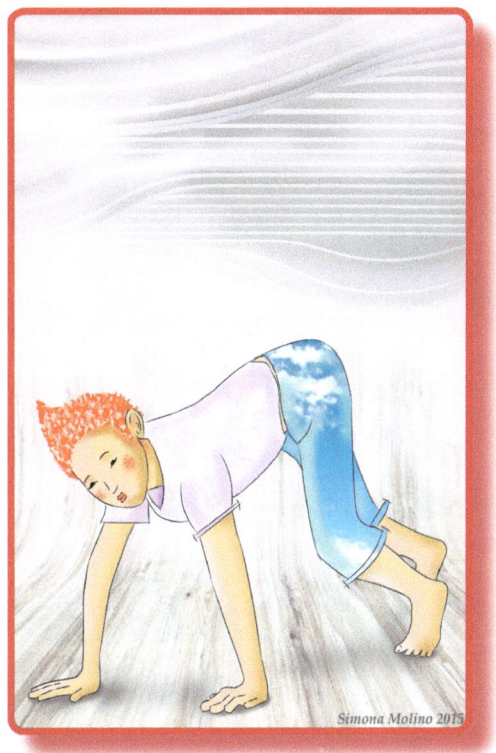

- mettiti con i piedi e le mani sul pavimento
- adesso cammina usando in opposto piedi e mani: quando la tua gamba sinistra va in avanti anche il tuo braccio destro va in avanti e così via...

- gironzola dove vuoi e cerca di mantenere gambe e braccia diritte il più possibile
- quando finisci ruggisci come un vero Orso. Arggg!!

Questo esercizio aiuta a trovare Equilibrio nel corpo e nelle emozioni.

Il Pinguino sul Ghiaccio

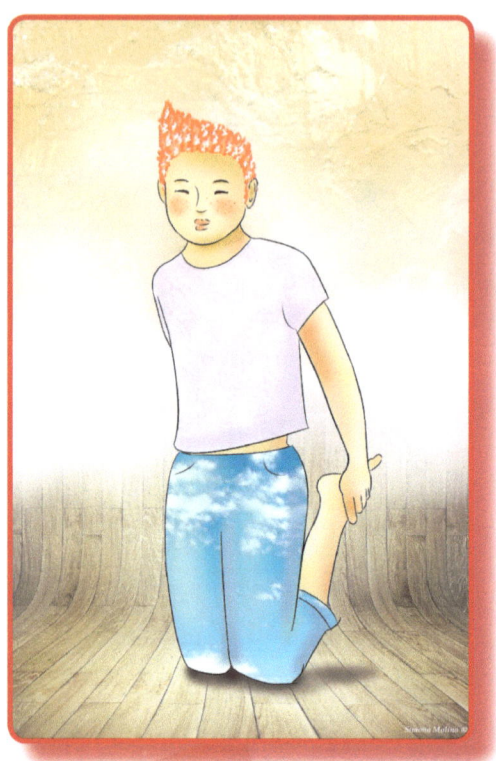

- siediti sui talloni, poi inginocchiati fino a prendere le caviglie con le mani

- inizia a camminare sulle ginocchia portando i tuoi piedi vicino al tuo corpo

- come un Pinguino sul ghiaccio devi mantenere l'Equilibrio!
- esegui questo esercizio su un materassino imbottito per non farti male

Questo esercizio migliora l'Equilibrio, migliora la Circolazione ed è molto divertente.

Posizioni per rafforzare la Struttura, favorire la digestione e evitare costipazione

La Barchetta

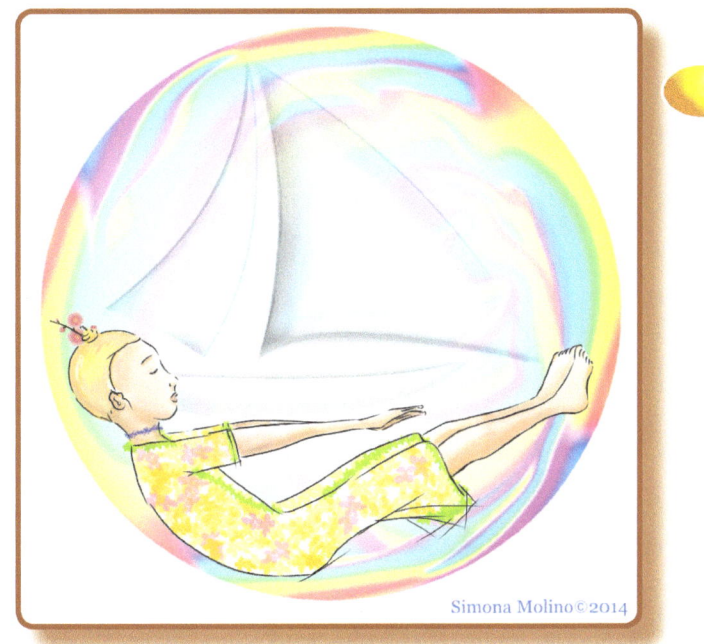

- stenditi a terra a pancia in sù
- inspira e solleva la testa, la schiena e le gambe; mettiti in equilibrio sulle natiche e trattieni il respiro
- espira e riporta molto lentamente a terra gambe, schiena e testa
- ripeti questa sequenza almeno cinque volte

Questa posizione serve per rafforzare il tuo addome. Aiuta a coordinare il tuo corpo e la tua mente.

Il Mulino a Vento

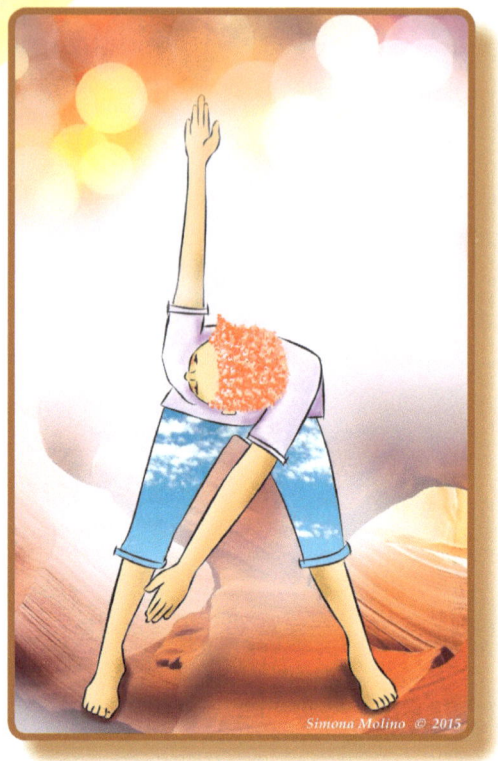

- in piedi apri le braccia con i palmi verso il basso
- inspira
- espira e porta la mano sinistra in giù verso il piede destro cercando di toccarlo
- quando sei in questa posizione la mano destra e lo sguardo puntano verso il cielo
- inspira e ritorna al centro e esegui la sequenza con l'altra mano
- ripeti per un minuto

Questo esercizio aiuta il tuo sistema nervoso e la tua coordinazione.

Posizione del Coniglio

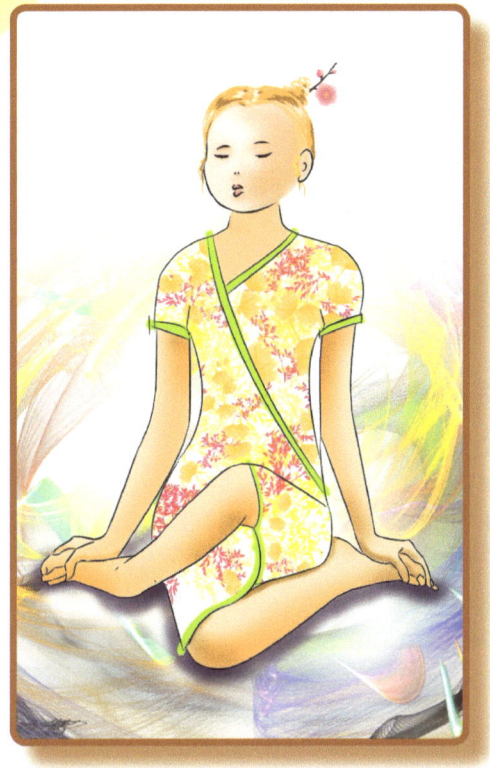

- siediti con le gambe tese e mani sulle ginocchia
- porta la gamba destra oltre la gamba sinistra
- ora metti il tuo piede sinistro sotto la coscia destra. Fai attenzione a sederti sul pavimento non sulle gambe e tieni la schiena bene diritta

- le mani rimangono sulle ginocchia
- rimani e conta fino a dieci
- sciogli la posizione e ripeti con l'altro lato

Ripeti questo esercizio per due settimane contando fino a dieci, poi per altre due fino a venti e poi fino a trenta. Quando riuscirai stare per trenta secondi in questa posizione potrai utilizzarla spesso durante la giornata, per esempio quando guardi la TV.

La Foca felice

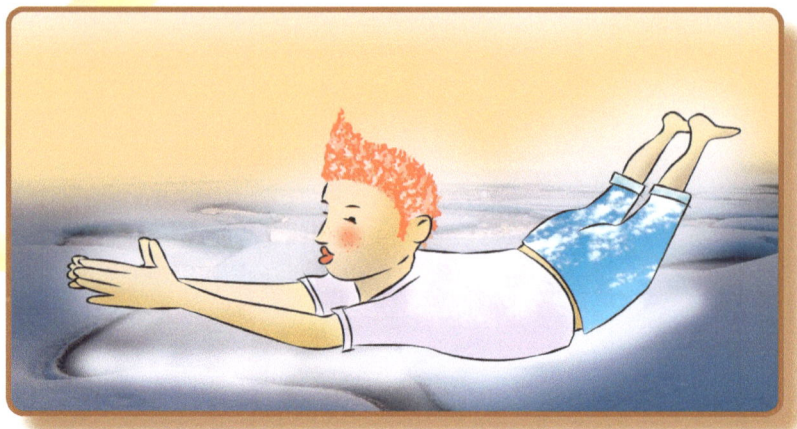

- sdraiati a terra a pancia in giù
- porta in avanti le tue braccia ben tese con i palmi delle mani vicini, pollici in alto e dita tese
- ora alza le tue gambe senza fletterle
- alza anche le braccia senza fletterle
- innarcati usando i muscoli delle gambe e della schiena
- come una foca batti le "zampe" per un minuto e poi rotola sui fianchi!

Questo esercizio ti aiuta a rafforzare tutto il tuo corpo e aiuta i muscoli dell'addome.

Utilizzate un materassino morbido.

L'Arco

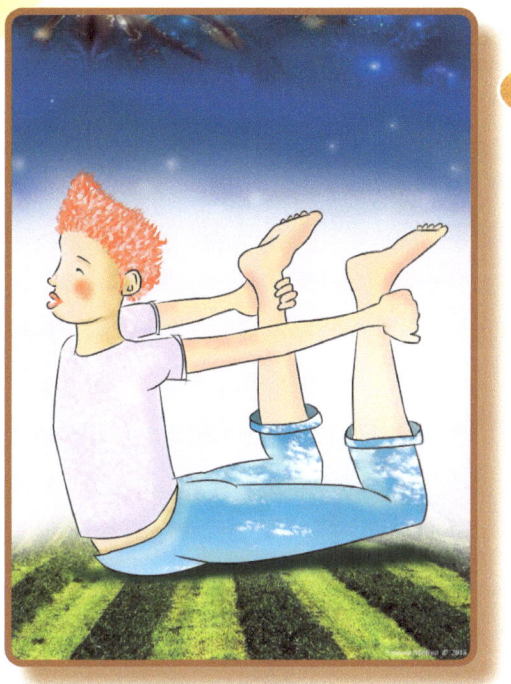

- sdraiati sulla pancia
- prendi con le mani le caviglie aprendo le anche
- inspira e tenditi come un arco con la schiena
- espira, rilassati e inizia a dondolare avanti e indietro come un cavallo a dondolo per un minuto
- fermati e rilassati

Questo esercizio è utile per facilitare la circolazione e la digestione.

Posizioni per il mal di testa, occhi e costipazione del naso

Il Naso del clown

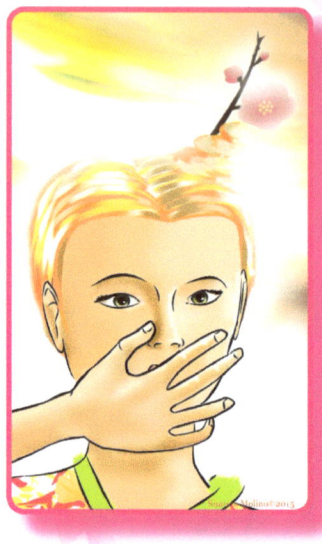

• siediti comodamente se riesci in fior di loto

• con il pollice della mano destra schiaccia la tua narice destra

• posiziona il dito indice in mezzo alle sopracciglia e il dito medio vicino all'indice

• la narice sinistra è aperta

• inspira lentamente dalla narice sinistra

• chiudi entrambe le nari e tieni il respiro usando il dito anulare e mignolo

• ora apri la narice destra e espira dal quel lato

- inspira e chiudi entrambe le nari, tieni il respiro

- lascia anulare mignolo

- espira usando la tua narice sinistra

- ora tocca con due dita la fronte

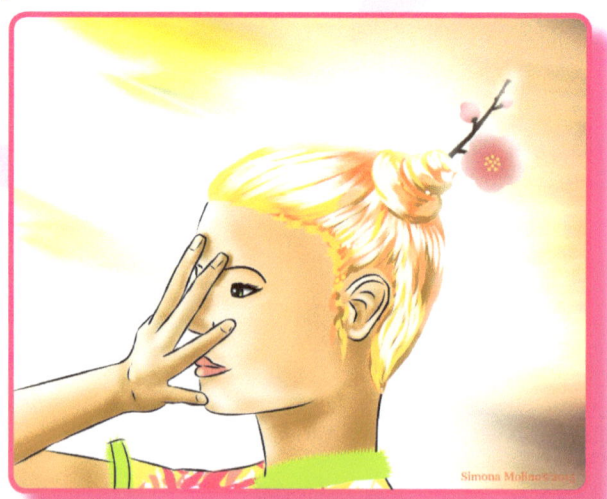

- piega il ginocchio e metti la tua gamba intorno all'altra e incrocia le braccia come nella figura
- torna nella posizione della Montagna
- ripeti dall'altro lato
- esegui questo esercizio su una gamba solo se sei sicuro di stare in equilibrio
- questa pratica serve per aiutare le tue gambe a essere flessibili
- ti insegna a bilanciarti e a porre attenzione a quello che fai
- eseguilo per due settimane per cinque volte

E' consigliato eseguire questa pratica su una superficie morbida in caso di caduta.
Molto utile per i bambini che stanno parecchi tempo seduti.

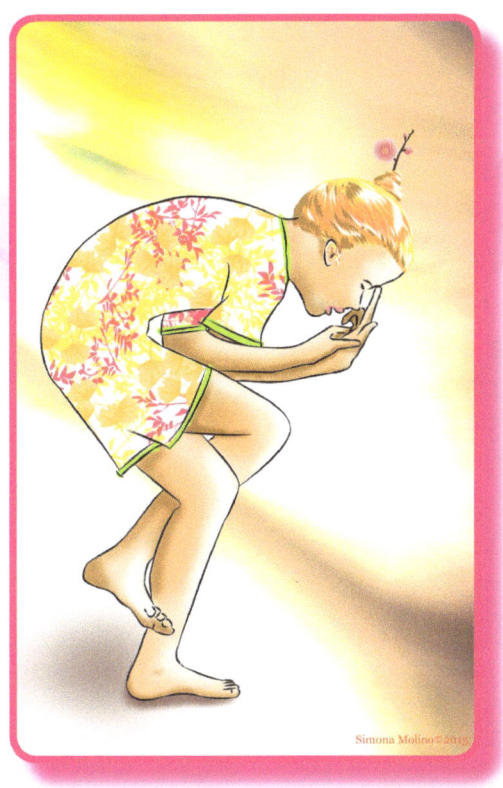

Occhi splendenti

- siediti comodamente
- muovi i tuoi occhi come se stessi guardando un orologio: 12,1,2,3..etc poi leggi al contrario
- chiudi gli occhi
- aprili e leggi l'orologio partendo dal 12, 11, 10...etc
- chiudili
- aprili e gurda davanti a te cercando vedere a 180 gradi...ma tieni gli occhi fissi
- chiudili
- aprili e spalancali
- conta dieci
- chiudili e riposati
- Ripeti la sequenza almeno cinque volte

Questo esercizio serve per rilassare i tuoi occhi e aiutarti a essere attento.

Testa rotante

- siediti a gambe incrociate
- le mani e le braccia rilassate
- tieni la schiena ben diritta
- chiudi gli occhi, inspira e inclina il collo a sinistra senza muovere le spalle
- espira e ritorna al centro
- inspira e muovi dall'altro lato, espira e ritorna la centro
- esegui per almeno cinque volte per lato ma vai pianissimo...
- senti la tua testa come un palloncino che si sposta leggero di qua e di là

Questo esercizio ti serve per rilassarti quando sei stanco o hai fatto troppo compiti. Rilassa il tuo collo e porta Energia al tuo cervello.

Respiro del Nord

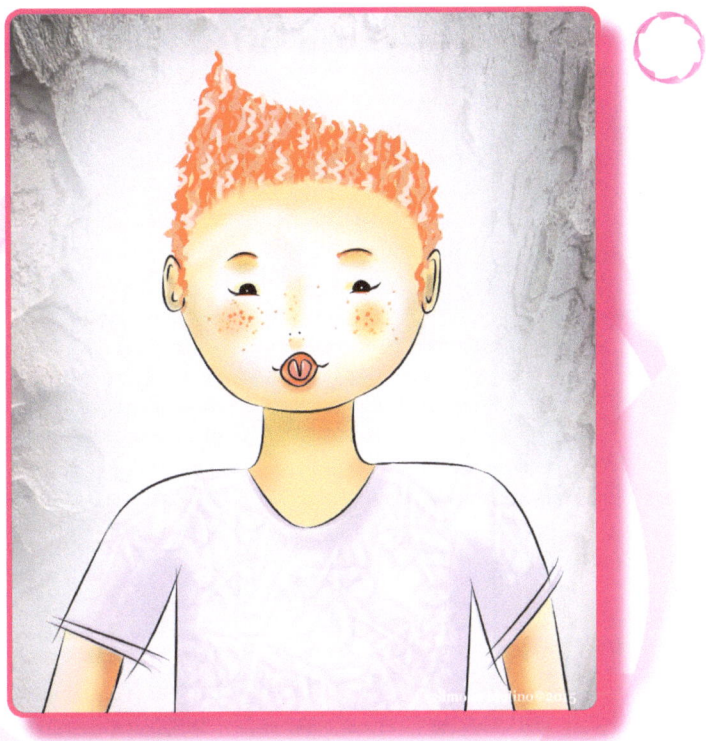

- siediti comodamente in fior di loto
- metti la tua lingua tra le labbra e forma una "U"
- ora inspira profondamente attraverso la tua lingua, chiudi la bocca e espira dal naso
- guardati allo specchio mentre lo fai!
- questo esercizio ti serve quando sei stanco, arrabbiato e vorresti dare un bel pugno a qualcuno!
- ti tranquillizza e mentre ti guarderai allo specchio ti farà molto ridere osservare la tua espressione
- dopo una bella risata chiudi gli occhi e rilassati
- ti sentirai leggero, leggero
- se non riesci a mettere la tua lingua a "U" non importa, mettila appoggiata alla bocca ed esegui l'esercizio come indicato sopra.

Posizioni per Rilassare e Bilanciare

Il Terremoto

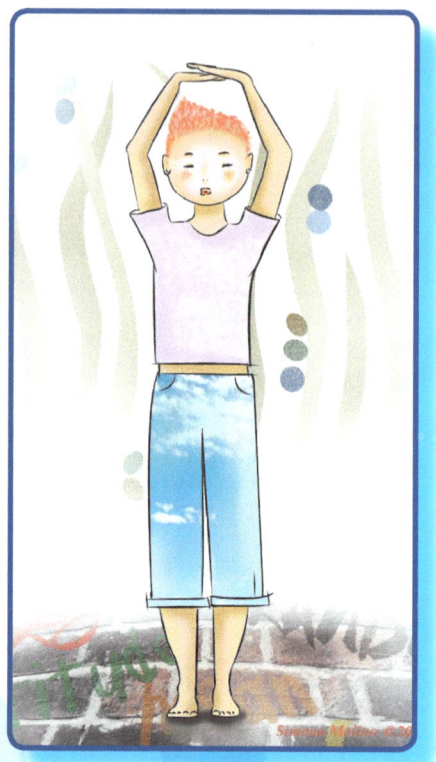

- in piedi con gambe e piedi uniti
- porta in alto le tue braccia sopra la testa e intreccia le dita
- inizia a scuotere i tuoi piedi come se la terra sotto iniziasse a muoversi
- prima i piedi poi e le gambe
- continua a scuotere anche il tuo bacino, la tua schiena e poi sù fino alla testa, braccia e mani
- tutto il tuo corpo si scuote! E' il tuo terremoto!
- continua fino a quando ti sentirai un po' stanco
- porta le braccia lungo il corpo e riposati qualche minuto.

Questo esercizio è utile per bilanciare i minerali nel tuo corpo e mantiene in ottime condizioni il tuo sistema immunitario.

Scrollare le spalle

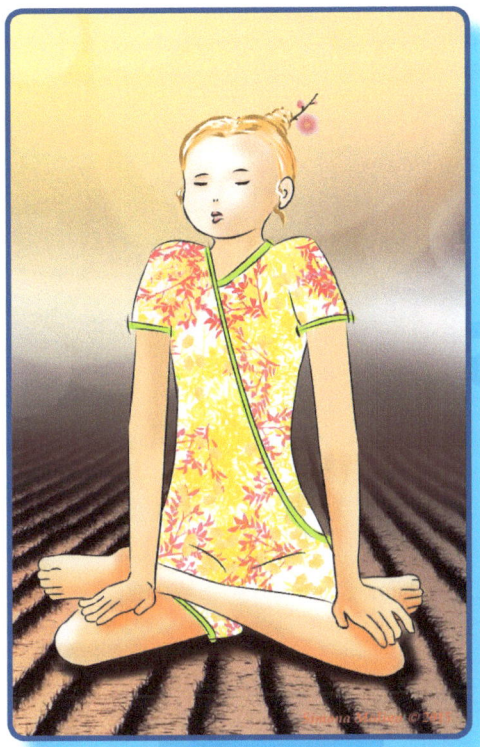

- siediti a gambe incrociate e metti le mani sulle ginocchia
- inspira e stringi le spalle in alto verso le orecchie
- espira e lascia andare le spalle
- mantieni la testa diritta e riporta in alto le spalle, poi riabbassale, sempre inspirando e espirando
- ripeti questo esercizio sempre più velocemente facendo dei movimenti sempre più piccoli...scrollati tutti i pensieri! Vai!

Questo esercizio è utile per rilassare la tensione della spalle e aiuta il tuo cervello a pensare meglio.

La Foglia Piegata

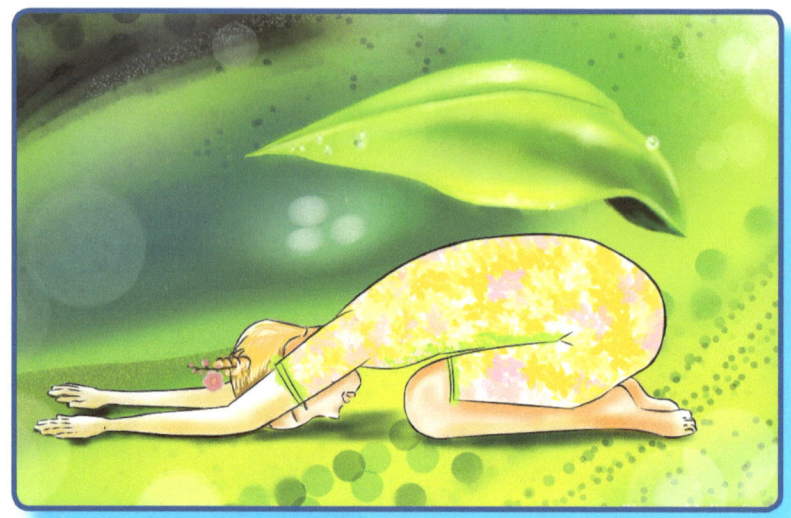

- mettiti nella posizione a quattro zampe
- siediti sui talloni appoggia la fronte a terra, porta le braccia a terra, distese in avanti
- inspira ed espira
- trova la posizione più comoda e rimani raccolto in questa posizione fino al completo rilassamento

Questa posizione è utile alla gabbia toracica, spina dorsale e circolazione.

Il riposino del Buddha

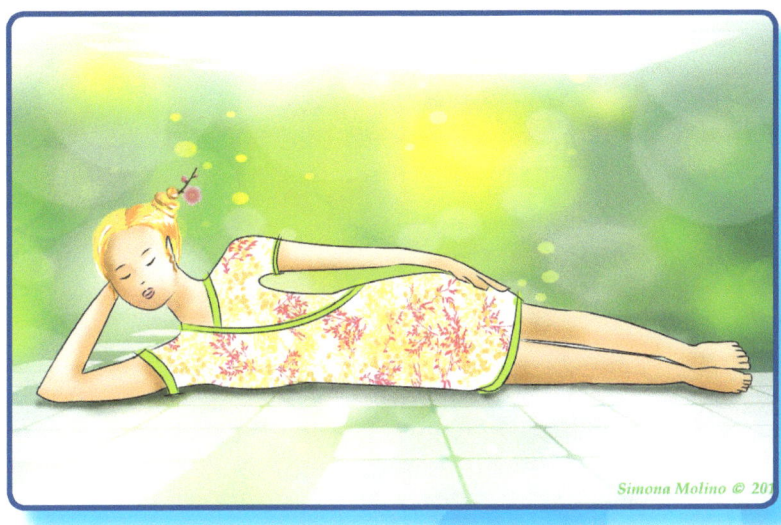

Simona Molino © 20?

- sdraiati su un fianco tendi le gambe diritte con le punte tese
- appoggia il gomito e il braccio a terra
- appoggia la testa nella mano
- mantieni il corpo allineato con la schiena
- chiudi gli occhi e respira con il tuo ritmo
- conta fino a sessanta poi cambia il lato
- più praticherai questa posizione più ti rilasserai

Rilassa la mente e il corpo, aiuta a mantenere l'attenzione alla dimensione interiore.

A occhi chiusi il Cielo stellato

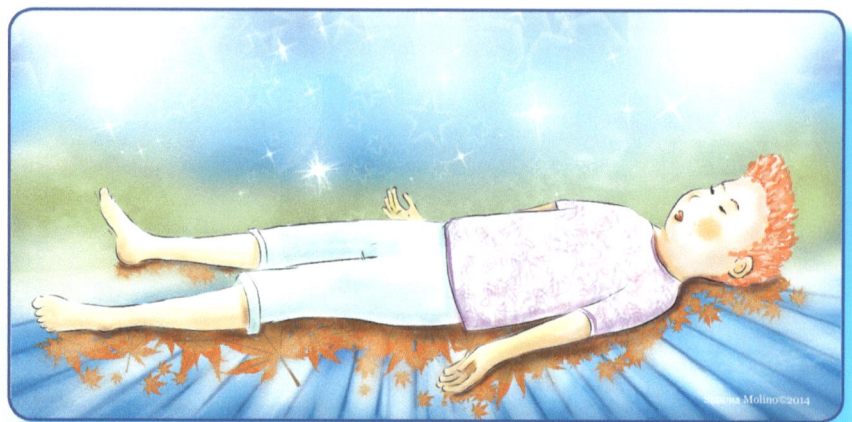

- sdraiati a pancia all'insù con le braccia leggermente discoste dal corpo i palmi delle mani rivolti verso l'alto. Le gambe divaricate con i piedi che cadono abbandonati ai lati.

- ascolta il tuo corpo e senti bene il contatto con il terreno, se sei scomodo assesta la posizione

- senti il tuo respiro che diventa profondo e calmo
- chiudi gli occhi e immagina sopra di te il Cielo pieno di stelle, pianeti, galassie...

- mantieni questo stato stando rilassato ma vigile
- se hai freddo usa una copertina per coprirti,aiutati con la musica

- quando il tuo corpo sarà completamente rilassato mantieni la posizione alcuni minuti, poi inizia a muoverti, dai piedi alle mani fino alla testa, piano, piano; apri gli occhi e alzati girandoti prima su un fianco

- se ti senti un po molle fai qualche salto sul posto

Questa pratica chiamata"Savasana" è consigliata in chiusura di esercizi dinamici per abbassare l'Energia e rilassare corpo e mente. Se svolta prima di dormire può aiutare a svivolare nel sonno, indicata per bambini che fanno fatica ad addormentarsi o troppo agitati dopo l'esercizio fisico. La consiglio anche agli adulti quando si sentono troppo"stressati" !!!

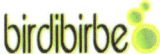

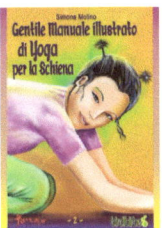

Gentile Manuale Illustrato di Yoga per la Schiena

La colonna vertebrale è l'asse centrale del nostro corpo. La sedentarietà e la limitata attività fisica, il carico gravitazionale nella postura eretta, generano spesso rigidità e tensione nella schiena determinando squilibrio psicofisico e malessere. Le Asana di "Gentile Manuale illustrato di Yoga per la Schiena" vi aiuteranno, anche grazie ad una pratica costante, a riprendere gradualmente controllo sul vostro corpo e a una maggiore coscienza sull'importanza della vostra schiena.

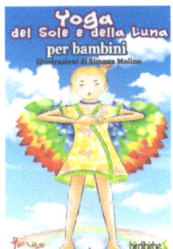

Yoga del Sole e della Luna per bambini

"Yoga del Sole e della Luna "è una sequenza di pratiche adatte a qualsiasi bambino, soprattutto ai bambini che si stancano a stare fermi, che sono ansiosi, paurosi, che fanno fatica a concentrarsi e iniziare la giornata. Nello Yoga i bambini ritrovano la loro condizione originaria di benessere fisico e mentale. Praticate con i vostri bambini! servirà anche a voi e il momento dello Yoga diventerà un piacevole rito quotidiano.

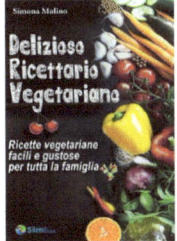

Delizioso Ricettario Vegetariano

Delizioso Ricettario Vegetariano è una raccolta di ricette facili e pratiche da sperimentare tutti i giorni per una alimentazione sana e alternativa. Frutta, verdura, cereali, legumi, olio di oliva e derivati animali quali le uova sono gli ingredienti utilizzati in questo Ricettario. Antipasti, primi piatti, piatti unici e completi, pietanze a base di verdura e dolci con ridotto contenuto di zuccheri. In particolare dieci ricette dedicate all'alimentazione dei più giovani che spesso purtroppo preferiscono cibi fast a frutta e verdura. E tra una ricetta e l'altra informazioni su alimenti vegetariani poco conosciuti, poesie e antiche ricette tornate in auge...

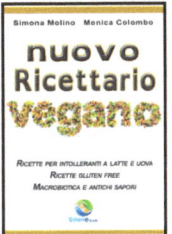

Nuovo ricettario Vegano

Nuovo Ricettario Vegano è una ricca raccolta di ricette Vegane e macrobiotiche consigliate a chi vuole approcciarsi a questa disciplina alimentare o semplicemente sperimentare nuovi alimenti e sapori. Dalla preparazione delle verdure, alle pietanze, ai dolci, al "sushi vegano": ogni ricetta sarà intrigante e appetitosa per tutta la famiglia! Alcune ricette non integrano alimenti con glutine per chi ne è intollerante. Troverete tabelle e suggerimenti per la preparazione di legumi, cereali, farine e impasti base. Potrete sperimentare modalità di cottura alternative per mantenere intatti i principi attivi fondamentali di ogni singolo alimento. Scoprirete prodotti dai sapori sconosciuti come i Grani antichi, tornati in auge grazie al lavoro di mani sapienti. Sperimentate!

Disponibili in Amazon.it in versione digitale e-book e print on demand.